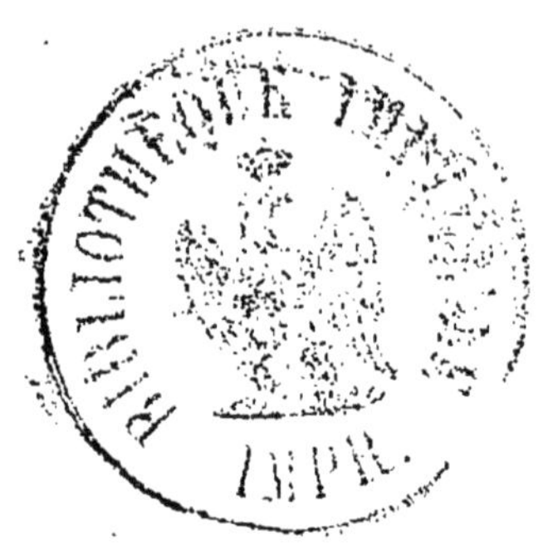

UN AUTRE

MYSTÈRE DE PARIS.

PARIS. — Imprimerie de LACOUR et Comp.
Rue St-Hyacinthe-St-Michel, 35.

UN AUTRE

MYSTÈRE DE PARIS,

OU

IL VIENT DE FAIRE UN PUFF QUI NE PASSERA PAS.

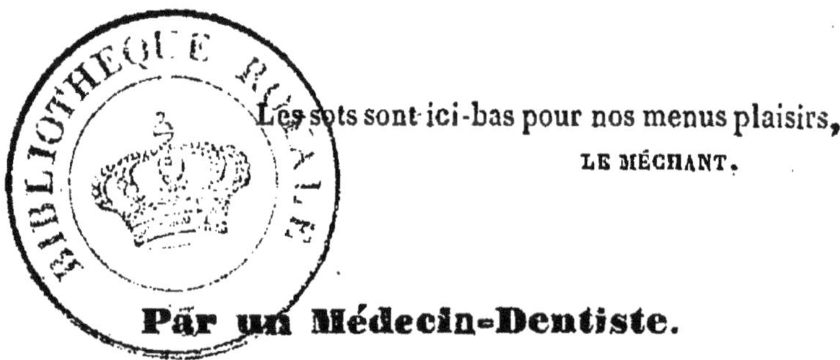

Les sots sont ici-bas pour nos menus plaisirs,

LE MÉCHANT.

Par un Médecin-Dentiste.

————◆————

A PARIS,

CHEZ BAUDOUIN, RUE DAUPHINE, 24.

—

1845.

UN AUTRE

MYSTÈRE DE PARIS,

ou

IL VIENT DE FAIRE UN PUFF QUI NE PASSERA PAS.

Les choses que nous allons raconter ne paraîtront-elles pas incroyables au temps où nous vivons et au sein d'un pays qui passe à bon droit pour le plus loyal et le plus judicieux du monde? Elles ne sont pourtant que trop vraies. Si nous prenons la plume pour les exposer, que l'on sache bien que c'est uniquement pour mettre nos concitoyens en garde contre un piége toujours tendu devant eux, et couvert des prétextes de progrès, de bienveillance, d'humanité. Comme chez nous on aime pardessus tout le beau, le bon, le vrai, on croit avec une louable facilité au bien dans autrui, parce qu'on juge plus vite avec son cœur qu'avec son esprit et sa raison.

Ce sont ces dispositions qu'un étranger audacieux, déjà imité d'un ou deux autres comme lui, est venu exploiter au sein de la capitale du monde civilisé, par des moyens déjà usés ou démasqués ailleurs. Bien des personnes en ont été victimes qui ne l'avouent pas, qui le nieront toujours en public, par un sentiment qu'il faut attribuer au respect qu'elles se portent. Si elles en conviennent quelquefois dans l'intimité, ce n'est qu'auprès de ceux de qui elles en espèrent le remède ; et cela reste encore secret.

Nous avons tâché d'être agréable en même temps qu'utile à nos lecteurs, et nous sommes convaincu que personne ne regrettera de nous avoir prêté un quart d'heure d'attention.

Pour servir d'introduction à ces quelques pages de critique raisonnée sur les Osanores et leur réinventeur, nous croyons devoir rappeler une anecdote connue de bien du monde, et qui trouve fort à propos sa place dans ce petit ouvrage :

Le valet d'un médecin de mérite avait quitté son maître, emportant dans sa mémoire certains mots scientifiques ou sonores dont il ne comprenait ni le sens ni la portée, mais dont il avait résolu de faire

son profit., dans l'ére d'anarchie médicale à peu
près semblable à celle où nous vivons, et qui suivit
la première tourmente révolutionnaire.

Un jour, ce docteur improvisé dispose sa boutique
en plein vent sur une des places de la ville de Bor-
deaux , aux abords d'un des ponts les plus passagers ; et là, du haut de ses tréteaux, il appelle la
foule par ses phrases ronflantes, ses affiches mons-
tres et l'étalage de fioles à formes bizarres et inu-
sitées. Grand était le débit de jactance et de
drogues !

Son ancien maître, qui vint à passer, aborde cet
étrange Esculape, pour lui reprocher son audace
et le mal qu'il fait. — Doucement, docteur, répond
l'ex-valet ; je sais que vous êtes un grand maître
dans l'art de guérir, et certes, au besoin, je ne m'a-
dresserais qu'à vous. Mais qui croyez-vous que j'al-
lèche ici ? Les gens de bon sens et de raison ? Non,
ils sont rares parmi ceux qu'attire ma voix , et ils
forment probablement votre plus solide clientèle.
Mais sur les mille têtes qui me prêtent l'oreille et
m'admirent, les neuf cents qui se contentent de mots
vides et de paroles creuses m'appartiennent par
leur stupidité ; c'est mon bien, ma chose, ma pâ-
ture. Mes pareils et moi nous les exploitons à fond,
parce qu'ils sont la proie facile des plus éhontés.

Les sots sont ici-bas pour nos menus plaisirs.

J'ai lu cette belle sentence dans votre anticham-
bre, et, comme vous voyez, je la mets à profit.

Puis, se tournant vers les badeaux qui étaient dans l'attente : Messieurs et mesdames, s'écria-t-il, c'est le fameux docteur un tel qui me consultait pour un de ses malades... Et dzing, dzing, boum, boum ; en avant mon orchestre.

Maintenant abordons notre sujet.

L'on vient de voir affiché partout et de lire dans beaucoup de journaux que l'*Encyclopédie du Dentiste*, par le *célèbre docteur* Williams Rogers, vient enfin de paraître, que le secret des dents Osanores y est *enfin* dévoilé ; que la deuxième édition va être vite épuisée, parce que c'est une œuvre d'humanité, et que la troisième paraîtra dans huit jours, etc.

Comme en tout cela il se trouve, par hasard, plus d'erreurs que de mots, nous prenons la liberté de rectifier brièvement les principales, persuadé d'avance que l'auteur qui a signé ce livre est assez ami de la vérité pour nous en témoigner sa satisfaction.

Ce n'est point une Encyclopédie, parce que M. Williams Rogers ou Roger Guillaume, ou comme il voudra s'appeler, n'y parle guère que de lui, fort peu de l'art, du moins tel qu'il est positivement de nos jours ; et qu'après de très nombreux plagiats, mal déguisés, il a oublié que nous étions au milieu du xixᵉ siècle, et non au temps des Pharaons et de leurs jongleurs.

M. R. Guillaume, que la *Presse* et la *Sylphide* divinisent, bien malgré lui certainement, n'est point docteur, quoique des journaux l'aient avancé *gratuitement*, dans de petits articles bien encadrés et toujours identiques. Les rédacteurs ne savaient pas sans doute qu'il n'espère pas même le devenir, en France, du moins, et par les voies ordinaires.

Il y a quelques mois, l'autorité a fait effacer, des enseignes de M. Guillaume, ce titre honorable qu'elle trouvait probablement trop inférieur à son mérite. Il y avait été mis contre la volonté expresse de M. Guillaume, c'est-à-dire que le peintre l'y avait inscrit pour se faire payer plus de lettres. Le maître, dans son indulgente bonté, paya, dit-on, entièrement l'ouvrage du peintre, et laissait subsister cette preuve de mauvaise foi.

Il a oublié aussi de faire supprimer une faute semblable dans ses réclames et ses annonces quotidiennes, où il est présumable qu'elle s'est glissée par une autre spéculation de l'imprimeur.

Pardonnons, comme il pardonne lui-même, c'est bien notre avis, d'aussi faibles oublis à un homme que l'on sait et qui se dit être si prodigieusement préoccupé des progrès de notre art et du bien de tout le monde.

Nous ne pourrons pourtant nous empêcher d'admettre qu'il a de la célébrité. Il en achète beaucoup à la quatrième page des feuilles quotidiennes, louée chaque matin pour cet usage, à tant la ligne, et où chacun peut étaler ses titres réels ou imaginaires à la confiance du public.

Il en sème aussi sur les murailles de nos rues détournées, au pied immonde, basar ouvert à tous les rénovateurs de choses plus ou moins surannées, la plupart désintéressés philantropes et très bien compris du public éclairé.

Son Encyclopédie, que des ignorants appellent son *Encyclojactance*, capable de faire reculer l'art, s'il était possible, est bien à lui aussi; car nous admettons, sans craindre de l'offenser, qu'il paye ce qu'il achète.

Il promet, tout-à-fait de son propre mouvement, que dans ce livre il va enfin révéler au public et livrer à ses confrères le secret de ses immortelles Osanores. L'on doit lui savoir beaucoup de gré et accueillir avec une parfaite gratitude l'annonce d'une révélation qu'aucun de nous n'aurait pris sur lui de provoquer. Aussi, à cette nouvelle inattendue, les Dentistes de la France et de l'Europe entière ont-ils tressailli d'allégresse, et le monde s'en est-il profondément ému.

Dans la deuxième édition, les plus clairvoyants disent ne rien trouver qui ait quelque rapport avec cette bienheureuse révélation.

Nous ne les avons pas crus sur parole, et pour asseoir un jugement certain, sur un sujet assez *grave*, nous nous sommes procuré un exemplaire de cette deuxième édition, à défaut de la troisième encore à naître, quoiqu'elle dût être si vite éditée; sans nous arrêter aux propos des mauvaises langues qui, preuves en main, se disent fondées à soutenir que cette deuxième édition *n'eut jamais de sœur aînée*. Elles ajoutent même qu'elle n'a été produite qu'à un nombre assez limité d'exemplaires, et uniquement pour fournir matière à des réclames et à des affiches démesurées qui, par l'imprévu de leur contenu et la soudaineté de leur apparition, semblaient nous tomber des nues. M. Guillaume, comme on le verra bien, montre des procédés plus francs, plus loyaux que ces dires le supposent ; et il respecte trop le public, ses confrères et lui-même pour avoir conçu l'idée de tromper ainsi, à propos de la chose la plus insignifiante du monde. N'acceptons donc tout cela que comme pure médisance.

Pourtant, nous sommes, à notre grand regret, contraint de confesser que, dans la dixième et dernière partie de son livre, qu'il dit avoir particulièment consacrée à l'explication de ce mystère, et où doit tomber enfin le *voile* qui laissera émerveillé le *monde savant et artistique*, qui fera pousser des cris d'admiration au beau sexe que *sa docte main embellit* encore, et à la vieillesse qu'elle restaure si bien, nos yeux éblouis sans doute par une trop vive et trop subite lumière, n'ont rien vu non plus, rien découvert de ce qu'ils y cherchaient si avidement. Il y a des lecteurs qui affirment, nous voudrions pouvoir les convaincre d'erreur, que ce chapitre, plus encore que ses frères, foisonne de *je*, de *moi*, d'éloges outrés et permanents pour l'auteur, et que pardessus tout y brille l'oubli le plus absolu des convenances, de la vérité, et, chose tout-à-fait inouie, celui de la promesse solennelle qu'on n'exigeait pas de M. R. Guillaume.

Tout en reconnaissant que ces peccadilles existent réellement, qu'il nous soit permis, pour la complète justification de l'auteur, de faire observer à ceux qui les relèvent si méchamment, qu'on ne doit nullement lui en faire un crime, puisqu'il n'est point Français, qu'il est loin d'avoir notre éducation, nos mœurs, et qu'en sa qualité de cosmopolite, il n'était point obligé envers ses lecteurs et ses hôtes, à cette délicatesse de langage et de formes , à cette loyauté franche qui forment la base de notre caractère national ; que ce ne sont point toutes ces belles choses qu'il est venu chercher au milieu de nous. D'ailleurs, comme il ne connaît pas plus notre langue qu'une autre, nous ajoutons ici qu'il faut se prendre de tout cela à celui qu'il a chargé de composer son livre avec les écrits fort mal déguisés des maîtres de l'art. Cet homme, consciencieux comme tous les mercenaires, n'a pas fait plus qu'on ne lui avait commandé. Ce point accordé, revenons à notre examen.

Persistant dans l'intention de justifier M. Guillaume, nous avons donc relu tout ce livre avec la plus grande attention. Ici nous sommes contraint d'avouer que nous avons trouvé toutes les parties bien rangées dans l'ordre que la table indique. Quoiqu'elles se répètent souvent tout-à-fait pour les pages que l'auteur a fait consacrer à sa louange, et dans l'intérêt du papetier et du libraire à qui nous faisons compliment de leurs produits, elles ne disent rien de la révélation dont il s'agit. Il nous faudra donc la trouver bon gré mal gré là où l'auteur dit positivement l'avoir placée, ou recourir à la première édition restée en blanc.

Nos recherches dans le corps du volume n'ont

pas été pourtant sans quelque compensation utile
et consolante sous plusieurs autres rapports. Nous
y avons trouvé, quoique parmi beaucoup d'incor-
rections, le déplacement de planches dont on n'a commandé au graveur que trois, qui sont absolument
inutiles puisqu'elles ne présentent que des figures
d'instruments connus et anciens, mais dont M. R.
Guillaume s'attribue l'invention. Si dans l'Encyclopédie d'une spécialité qui demande des connaissances si variées, il a supprimé tant de choses, par
économie ou par bienveillance pour le lecteur, c'est
une bien grande délicatesse, mais à laquelle on n'a-
vait pas lieu de s'attendre, surtout dans une deuxième
édition, pour la première fois ni revue, ni corrigée,
mais à refaire.

Ces petits riens marquent l'empressement de
M. Guillaume à être utile et agréable à ses lecteurs
et le cas extrême qu'il fait de leur jugement.

Il faut toujours se montrer équitable en tout : à
défaut des choses promises avec tant d'effusion, que
de trésors inappréciables n'avons-nous pas décou-
verts dans cet intéressant ouvrage, et rangés là
comme des perles de haut prix dans un riche écrin !
tels que eau, poudre, brosse, lime, ciment, régula-
teur, système, corollaire, remède, etc., toutes choses très nouvelles, allez, auxquelles l'auteur joint
amoureusement son nom, avec *conseils* à ses confrères de les prôner, de s'en servir et surtout de
graviter autour de sa puissante planète.

Comme nous avions une foi robuste dans la promesse de cet incomparable novateur, puisqu'elle

était spontanée, bienveillante, publique, nullement l'objet d'une spéculation, nous revîmes donc le chapitre qui sert de cachette aux Osanores.

Quelques pages en sont farcies de vers tirés d'un cantique d'actions de grâces à l'auteur, et que la *Presse* a publié contre sa volonté, composé de six pages, où M. Guillaume n'est appelé que *vingt fois docteur*, autant de fois, savant, docte, sublime, divin, et adressé par mademoiselle de B...*lague*, à madame de K...*rac*. Nous n'avons jusqu'ici pu traduire autrement que nous rougissons de l'avoir fait, les nobles initiales de ces deux muses obligeantes et édentées. Si nous nous sommes trompé pourtant, que M. Guillaume nous adresse ces respectables dames, le mouchoir sur la bouche et voilées ; nous leur en ferons nos très humbles excuses avec l'expression de nos plus cuisants regrets. Nous sommes sûr qu'elles se montreront trop bonnes âmes pour nous refuser un généreux pardon.

Après avoir mentionné ces beaux vers, l'auteur entre largement en matière pour parler toujours beaucoup de lui-même, ne pas dire un mot de ce que sont ses fameuses Osanores, dont le nom écrit ainsi reste sans radical ; en omettre la composition, taire leurs vices intrinsèques, en déguiser la matière, leur supposer des qualités supérieures, tenir le lecteur en suspens jusqu'au bout et terminer son livre d'une manière bien inattendue et bien modeste par ce vers d'Horace, très honoré, mais très surpris de se trouver là, sans l'expliquer pour le commun des martyrs qui ont lu le tout :

« Exegi monumentum ære perennius. » (1)

Nous, pour faire notre cour au citateur qui s'en fait une si heureuse application, nous le traduirons librement ainsi :

Je viens de faire un PUFF qui ne passera pas.

Si nous n'avons pas rencontré juste sous plusieurs rapports, et rendu toute la finesse, toute la délicatesse du texte, comme M. Guillaume le sentirait lui-même, s'il avait jamais connu ce vers, qu'on nous conduise à la FORCE.

Cela dit, il laisse ses Osanores reposer à jamais sous clef, et le tour est fait.

Pardonnons-lui encore, croyez-nous, cet oubli bien plus pardonnable que les autres ; et espérons qu'il se prêtera de bonne grâce à restituer le prix des exemplaires de son livre, achetés sur ses promesses authentiques, mais qu'il n'a pas eu le temps de tenir dans sa dernière édition. Cela ne constitue qu'un petit vice rédhibitoire, dont on n'abusera pas.

Nous allons nous charger de réparer son oubli, s'il veut bien le permettre au plus chaud de ses admirateurs. Mais il nous faut recueillir toute notre

----

(1) J'ai fait un monument plus durable que les statues d'airain.

éloquence pour le faire d'une manière digne d'un si haut sujet.

D'abord, jurez-nous de ne point abuser d'un secret qui n'est pas nôtre, que nous vous confierons tout bas et à l'écart ; de le garder religieusement ou de n'en faire usage que dans le cas de *légitime défense*. Souvenez-vous bien que nous assumons sur notre tête une responsabilité effrayante, en jetant dans votre oreille un mot mystérieux qui fait encore l'attente des nations !

Odi profanum vulgus et arceo. Éloignons les profanes, et soyez initiés au grand arcane qui va vous stupéfier d'admiration, de surprise et de joie.

Les immortelles Osanores, l'eussiez-vous jamais deviné en cent mille, sont tout bonnement des morceaux d'ivoire d'éléphant ou de cheval marin, taillés comme on le faisait pour cet usage dans la toute première enfance de l'art, et comme le font aujourd'hui nos élèves à leur premier début pour s'exercer la main à imiter la forme naturelle des dents humaines.

Ce grand art était perdu, selon M. Guillaume ; des siècles de Vandalisme et de Barbarie l'avaient enseveli sous d'impénétrables ruines ; mais

> Ce procédé *nouveau*, miracle inespéré,
> Par ce fameux docteur vient d'être retrouvé.
>
> (*Osanores*, poëme.)

Vouons-lui des ovations, et que le genre humain lui érige des statues.

Inspiré tout à coup parun *démon familier*, après de longs, de pénibles travaux, des *veilles* desséchantes et de *studieuses recherches* chez tous les Dentistes d'*Angleterre*, d'*Allemagne* et de *France*..., il réinvente tout cela, fait faire à l'art un pas de géant... et s'abstient, comme il l'avoue sans détour, de prendre un brevet d'invention et de perfectionnement, parce que, dit-il, il ne redoute pas l'*imitation*. C'est grand, c'est noble, généreux, et digne d'une si belle âme !

Pâlissez d'envie, mourez de honte, Dentistes modernes : tous ensemble vous ne valez pas M. Guillaume pour un aussi miraculeux effort !

> Et voilà, *mes amis*, le secret merveilleux
> Que le destin cruel cachait à tous les yeux.   (*Osan.*)

Nous ferons connaître plus loin dans quelle mine féconde il a découvert le style de ses annonces.

Mais, dira-t-on, cet ivoire immortel auquel les Dentistes qui respectent leur profession ont renoncé pour l'avantage et la santé de leurs clients, a le défaut capital de s'altérer vite dans la salive humaine, de déjeter par son gonflement les dents contre lesquelles il s'appuie, et de donner à l'haleine une odeur tout autre que

> Le souffle parfumé du printanier zéphyre (1).   (*Osan.*)

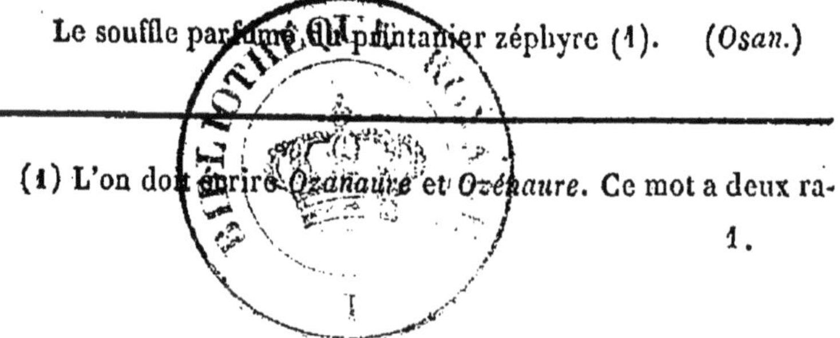

---

(1) L'on doit écrire *Ozanaure* et *Ozéaaure*. Ce mot a deux ra-

C'est bien vrai; mais qu'importe à M. Guillaume?
Il soutient constamment le contraire. Il faut bien
l'en croire, s'il est vrai qu'il ait changé la nature
des choses, et que chacune de ses paroles, de ses
assertions soit un oracle infaillible. N'a-t-il pas dit
qu'il est inspiré par un Démon qui lui est familier?
N'a-t-il pas avancé qu'il vient de rendre impérissable ce que le premier Créateur avait soumis à une
prompte destruction? Oseriez-vous soutenir que
l'expérience n'en est pas faite, et qu'il ment sciem-
ment? Imitez plutôt notre respectueuse réserve ;
vous ne nous entendrez jamais insinuer le moins
du monde qu'il cherche à en imposer effrontément,
même dans l'intimité du cabinet :

Madame, écoutez-moi, ceci n'est point mensonge,
. . . . à force de travail
Je trouve une matière et son brillant émail,
Imitant la nature, et sous mes doigts docile,
Va rendre à l'avenir tout *IVOIRE* inutile.   (*Osan.*)

Passez-lui les fautes de grammaire en faveur de
l'ingénuité et de l'apropos du préambule au moment

---

dicaux, l'un grec οξειν, et dans certains dialectes ozân, *sentir
mauvais,* d'où l'on affait le mot français *ozéne,* ulcère putride du
nez ; l'autre latin, *aura,* qui veut dire *haleine, vapeur.*
Une dent Ozanaure est donc une dent qui infecte l'haleine.
Ainsi rétabli, ce mot exprime ici une idée vraie, et ne peut jamais signifier os sans or, ce qui est un non-sens. Un tel choix
montre un fameux bout d'oreille!

où il va prononcer ces paroles solennelles, dont nous prenons acte....

Mais admirez *le procédé*... Puisque ces dents, d'un joli ivoire, quoi qu'il en dise dans ses accès de franchise, sont, pendant les cinq ou six premiers jours, plus brillantes que nature, ne rend-on pas un service éminent en procurant un contraste révélateur et la chute prématurée de celles qui ne leur ressemblent pas?...

> . . . . Et les diamants et l'or
> Seraient, pour ce bienfait, trop faible récompense! *(Osan.)*

Ce serait l'art ingénieux d'arriver à démeubler avant le temps une bouche bien confiante pour lui rendre des charmes passagers qu'on renouvellera souvent. Qui sait si ce n'est pas *tel* moyen *unique* d'éviter l'extraction des dents chancelantes et des racines qui restent. Charmante petite spéculation anodine qui présente un beau côté et de grands avantages à celui qui, s'y livrant, se donnerait la peine surtout de la faire réussir en la masquant bien par l'affirmation emphatique et répétée de la contre-vérité, et sous d'officieuses apologies. Voilà peut-être pourquoi mademoiselle de B..., la baronne de K..., Betzy la créole et la comtesse de J..., toutes poétiques clientes de M. Guillaume, portent des râteliers avant trente ans, comme elles le racontent ingénuement dans leurs correspondances élogieuses et publiées. Si elles n'en savent pas encore, ou si elles n'en avouent pas la cause, gardons-nous de leur en rien dire. D'ailleurs les gens ainsi dupés n'en conviennent pas facilement; ils sont, au contraire, fort aises que d'autres y passent comme eux; ils les y excitent même, parce qu'une honte partagée est un fardeau moins lourd à porter. C'est ainsi que se propagent et se soutiennent les fléaux du charlatanisme; le respect humain des dupes fait l'impunité des charlatans.—N'appliquez pas ceci à M. Guillaume; vous commettriez une erreur qu'il ne faudrait pas nous imputer.

Nous autres nous sommes inhabiles, inhumains, barbares, aux mains cruelles et stériles, Charlatans-Bourreaux, etc. — Nous affirmons hardiment que s'il a dit cela, comme on l'a imprimé plusieurs fois dans le poème qu'il a adopté dans son livre, sa langue a trahi sa pensée, dans ce passage *impayable*, et qu'il a eu l'intention de nous donner des noms plus doux...

Pauvre dame, dit-il, vous avez bien souffert :
Ces charlatans-bourreaux, vous devez les maudire ;
L'ignorance les tient sous son funeste empire ;
Ils méconnaissent l'art ; chaque jour la beauté,
Victime de leurs doigts et de leur cruauté,
Éprouve mille fois des tourments inutiles.
Rassurez-vous, je vais, sans la moindre douleur... (*Osan.*)

Ce beau passage nous donne l'occasion d'initier les lecteurs aux petites formalités qui accompagnent l'admission près du divin Guillaume. Il est d'usage obligatoire, une fois introduit dans le sanctuaire inviolable, de brûler d'abord très dévotement quelques petits grains d'encens, qui se résument invariablement en pièces de cinq francs, que le dieu palpe lui-même pour s'assurer qu'elles sont de bon aloi. — Ce petit préliminaire accompli, il consent à rendre un oracle, en trois langues à la fois, aussi clair que ceux d'une sibylle antique. — Les autres grâces se paient à part et sont d'un prix d'autant plus élevé qu'elles sont plus inattendues et moins demandées. Si l'obligé se trouve pris au dépourvu, il est reconduit chez lui par un accolyte muet chargé de rapporter en beaux deniers comptants l'expression de toute la reconnaissance exigée.

Jamais, quoi qu'il arrive, une aussi délicate prévenance ne descendra dans les habitudes des *Charlatans-bourreaux.*

Il devrait en faire le pendant de la romance qu'il vient de commander pour sa glorification et l'intituler : Humanité-Guillaume.

Ce faux docteur publie encore et répète sans cesse que les pièces de dents artificielles, sinon issues de ses *bienveillantes et doctes mains*, du moins sorties de son laboratoire, tiennent à la place qui les attendait dans une bouche, par la pression atmosphérique, l'attraction capillaire, l'horreur du vide, par succion, toujours sans ressorts, agraffes, ni armures. Il crée constamment, notez-le bien, des bouches exprès pour opérer ce miracle; il change la nature des choses, rien ne coûte à sa toute-puissance.

Le *docteur* mit deux doigts sur mes lèvres tremblantes,
Examina ma bouche, et des dents très brillantes

Fermèrent aussitôt , par un pouvoir divin ,
La brèche qui faisait mon malheur, mon chagrin.   (*Osan.*)

C'est le Créateur des mondes prononçant le *fiat
lux* d : la Genèse.

Il dit , et la matière obéit à sa main ,
Cédant à la vertu d'un pouvoir surhumain.   (*Osan.*)

Voyons , avant de citer la source où il a puisé
cette trop forte hyperbole , en quoi consiste et ce
que vaut ce prétendu procédé miraculeux dont il
fait tant de bruit. Cela se réduit tout simplement
à rendre élastiques sur la pièce de dents faite
d'ivoire, les côtés qui doivent toucher les dents vivantes qui serviront de point d'appui. On obtient
cette élasticité, en baignant pendant quelques heu-
res ces côtés dans l'acide nitrique mitigé ; la partie
solide de l'ivoire disparaît et laisse un cartilage légèrement compressible et gonflé. Ces sortes de pièces entrent par force à la place qu'elles doivent oc-
cuper dans la bouche, et ne s'y maintiennent que
par la compression qu'elles exercent contre les dents
qui les supportent; elles présentent, il est vrai quelque fixité pendant les premiers jours; mais cela ne
dure que fort peu de temps. Les dents comprimées
s'écartent peu à peu , chancellent à la fin sous les
mouvements répétés de la langue et des lèvres, dans
les actes de la mastication et de la parole. L'alvéole
fatiguée s'enflamme bientôt, se rétracte ; les dents
deviennent douloureuses et semblent s'allonger. Le

cartilage de l'ivoire se dissout par la chaleur et l'humidité constante qui le pénètre sans cesse; dans son état permanent et toujours croissant de décomposition, la pièce jaunit, exhale une odeur nauséabonde, à laquelle la personne qui la porte est insensible par habitude, il est vrai, mais dont sa santé est atteinte et souffre. Cette odeur est repoussante pour les autres, qui, s'ils n'en disent rien, par égard et par convenance, n'en conçoivent pas moins une idée désavantageuse pour leur interlocuteur. La pièce menace de tomber à chaque instant, devient fort incommode; il faut alors en faire exécuter une un peu plus large et ainsi de suite.

Ce procédé, qui est le moins coûteux sous tous les rapports, est connu depuis bien des siècles; il remonte à l'enfance de l'art; mais les vices capitaux, trop nombreux et irrémédiables qu'il comporte l'ont toujours fait abandonner pour de meilleurs. Des ignorants, ou des spéculateurs peu scrupuleux le remettent seuls de temps en temps en pratique, en le prônant, comme M. Guillaume, sous des noms nouveaux qui peuvent faire illusion à ceux qui n'y connaissent rien, ou qui manquent de points de comparaison.

Les personnes qui font usage de ce genre de travail sont inévitablement sous la dépendance constance de leur Dentiste. M. Guillaume et ses imitateurs, pour prévenir ou empêcher quelque peu la chute de ces dents artificielles, y enfoncent des petites chevilles d'un bois dur et sec qui arqueboutent contre les dents vivantes. Le bois en se gonflant s'allonge, porte contre elles, et la pièce se soutient quelques jours de plus. Ce triste remède empire encore ces premiers défauts.

Trouve qui pourra de la pression atmosphérique, de l'attraction capillaire, de la SUCCION et surtout de l'*immortalité*, dans tout ce savant travail du *célèbre* Dentiste (1).

Les Dentistes du continent sont infiniment plus avancés qu'en Angleterre et qu'en Amérique, dans les grandes villes surtout, et principalement ceux qui ont pris leurs grades dans les facultés. On verra toujours ces derniers marcher à la tête de leurs confrères, mais avec une louable modestie, mettre leurs efforts et leurs lumières en commun pour en faire jouir la société, qu'ils respectent autant qu'eux-mêmes. Ils n'ont point à cacher leur ignorance sous de faux miracles ; ils se contentent de faire bien ; et s'ils attirent le public à eux, c'est plutôt par des services et un mérite réels que par des annonces mensongères, qui dénotent toujours un vide, un abandon de la clientèle mécontente ou trompée, et qu'il faut renouveler.

Beaucoup savent travailler les dents de cristal opaque, inattaquables à l'acier le plus dur et aux acides les plus concentrés, et bien meilleures que

---

(1) Tout ce fatras de réclames et de miracles rappelle la fameuse graine du chou colossal, véritable graine de niais mise en commandite, qui produisit, il y a sept ou huit ans, 200,000 fr. de bénéfice aux vendeurs, autant aux courtiers d'annonces, et aux acheteurs... une mystification !

M. Guillaume ne le sait ou ne veut bien le dire. Ils les établissent, ainsi que les dents naturelles, sur des plaques de métaux inoxidables, en or ou en platine, préparés exprès. Ces plaques sont forgées chez eux pour s'appliquer exactement à la place qu'elles doivent protéger dans la bouche avec une précision invariable. Des tiges d'or façonnées embrassent légèrement les dents vivantes qui servent de support, en en suivant rigoureusement le contour vers le dedans de la bouche, entre leur renflement et le bord des gencives qui n'en sont point offensées.

Mais tout ceci demande, pour être bien fait, certaines connaissances, un travail long et minutieux, un grand degré d'habileté en mécanisme, beaucoup de tact pour les cas extrêmement variés, du respect pour ses clients et pour soi-même, et l'amour de son art : toutes choses dont M. R. Guillaume se montre moins soucieux que d'argent et de *célébrité*.

Ne serait-ce pas pour cacher ces petits défauts qu'il gratifie ses œuvres de qualités sublimes, et qu'il suppose constamment aux nôtres des vices qu'elles n'ont pas. Nous ne voulons pas dire par là qu'on ne remarque absolument en lui que le langage, le savoir-faire et le cynisme d'un bateleur forain, nouvellement installé dans un appartement; mais nous laissons nos lecteurs deviner ce que signifie maintenant la pression atmosphérique ou *succion* entre ses lèvres.

Il doit avoir fait une étude très approfondie de cette maxime de Basyle, dans *Figaro*, puisqu'il la

pratique si éminemment : Calomniez, calomniez :
nous ajoutons : Et vantez-vous ; il en reste toujours
quelque chose. Mais le *crescendo* s'applique invariablement à la supériorité qu'il se donne si complaisamment lui-même. Ainsi trop de mal des autres, un éloge de lui, permanent et peu mérité, tel
est le système Roger, et l'inséparable cortége de
tout son programme.

Jo. Lud. Vivès, dans son excellent Traité sur la
manière de s'instruire, connu de tous ceux qui
ont étudié, et qui ont à éclairer le public, a écrit,
page 6 :

« Cum melioribus aut sapientioribus tu ne certes
« invidiâ aut malevolentiâ, sed virtute, probitate,
« studio : » que nous traduisons tant bien que
mal :

En entrant en lice avec de meilleurs ou de plus
sages que toi, n'apporte pas pour armes la *malveillance* ou l'*envie*, mais la vertu, la probité, l'amour
de la science.

Nous avons vu que M. R. Guillaume a totalement
oublié de se conformer à la moindre partie de ce
précepte. S'il est doué de la *prodigieuse* érudition
qu'il affiche dans ses écrits achetés, il a dû le connaître, ou en rencontrer beaucoup de semblables.
On voit du reste que cet oubli est tout à fait dans
son but et dans sa manière de présenter les choses.

Il réalise à merveille ce proverbe populaire : Les
tonneaux vides sont ceux qui font le plus de bruit.

Mais s'il n'a pas lu J.-L. Vivès, nous signalerons
tout à l'heure le modèle curieux qu'il s'efforce de

surpasser. Il l'a pris en Angleterre, parce qu'il ne pouvait en trouver ailleurs d'aussi conformes à ses principes.

Nous l'avons extrait du *Southern-Reporter*, courrier commercial de Cork, du 24 avril 1836, que nous conservons entre nos mains.

Nous savons, des personnes qui nous l'ont remis, que ce mensonge était usé à Londres depuis longtemps et qu'il avait été essayé en Irlande, parce que c'est la contrée la plus arriérée de l'Europe, pour les connaissances positives.

Par un point de comparaison dont doivent se trouver très honorés les Parisiens, vu la flatterie délicate et adroite qu'il contient pour eux, M. Guillaume le renouvelle audacieusement chez nous, et pour se l'approprier tout à fait en s'en disant l'inventeur, malgré les démentis publics et partis de haut, il lui donne le nom d'Osanore dont il n'a su ni l'orthographe ni la signification !...

Voici cette pièce dans la traduction que nous en avons faite; elle laissera le public juger de quel côté est la vérité et le progrès.

Dents artificielles.

« MM. Jones ont l'honneur d'informer leurs amis, la haute Noblesse, les Gentilshommes et le Clergé, que leur présente visite à Cork, pour l'exercice de leur profession, va se terminer sous très peu de jours. Les personnes qui désirent les consulter, sont priées de le faire immédiatement; les dispositions qu'ils ont prises ne leur permettront de recevoir qu'un nombre limité de demandes. »

(Style Guillaume.)

MM. JONES,

« Chirurgiens-Dentistes de la princesse Augusta, la duchesse de Glocester et de toute la cour ; de Sa Majesté LOUIS-PHILIPPE Ier, et de toute la famille royale de France, de leurs altesses sérénissimes la princesse Esterhazy, princesses Roses et Marie, prince NICOLAS, etc., etc., etc. »

« Par les principes réunis de l'*attraction capillaire*, de la *pression atmosphérique* ou Succion, »

« MM. Jones continuent de remplacer les dents perdues, au moyen d'un système *particulier et heureux* qu'ils ont *découvert* et *adopté* depuis longues années. Ces dents ont été reconnues remplacer les *naturelles* pour les besoins de la mastication et de l'articulation, etc., etc., etc. Elles évitent ainsi de faire percer les chicots, d'employer des attaches, des fils, de mettre des agraffes, des armures, ou tout autre lien quelconque pour les maintenir en place; mais elles tiennent très solidement *par elles-mêmes,* sans le secours des autres dents, auxquelles elles prêtent d'ailleurs un *appui considérable* ; elles peuvent être ôtées ou remises à volonté et très facilement. Ces découvertes rendent leurs *Inventeurs* capables de remplacer les deux *mâchoires* ou l'une d'elles sans le secours des ressorts à spirale qui accompagnent ordinairement ces sortes de pièces.»

« *Dents attendries et cariées* conservées et rendues à leurs fonctions par le *ciment-Jones*. Cette impayable découverte ne demande, etc. »

Extraction des dents.

« Les principes par lesquels ces messieurs opèrent les ont fait réussir là où les Dentistes de l'Angleterre et du Continent avaient échoué. »

Nous laisserons commenter cette annonce à nos lecteurs en les priant de remarquer seulement que, renonçant à l'*emploi* de l'attraction capillaire, de la pression atmosphérique ou succion, les Anglais tirent aujourd'hui de France plus de dents naturelles et artificielles qu'avant cette prétendue heureuse découverte. Leur douane a même fini par les frapper d'impôt à leur entrée comme objet commercial d'importation. »

M. Guillaume a soin de cacher cela comme il cache bien d'autres choses pour son avantage.

Nous possédons aussi depuis longtemps un ciment métallique, si généralement connu qu'il appartient au domaine public : c'est un produit des arts dont il serait difficile de désigner le premier auteur. Tous les jours quelqu'un, comme M. Guillaume, s'en dit le récent inventeur et l'unique propriétaire.

Toutes les vérités dont il se dit le révélateur sont

présentées avec le même entraînement, le même respect pour le public et pour la raison, le même esprit de progrès. Partout les qualités de son cœur le disputent de la sorte aux dons de son esprit et de son intelligence. Il n'y a que lui pour concevoir ainsi les choses et pour trouver un écrivain qui rende si religieusement sa pensée.

Nous n'hésitons donc pas à traduire tout cela par le collectif anglais Puff, peut-être trop doux encore : mais auquel, en attendant mieux, nous accolons son nom comme il l'a accolé lui-même à tant de choses qui ne l'ont pas mérité.

Continuons pourtant d'effleurer, toujours avec un profond respect et une tremblante vénération, les travaux gigantesques de ce nouvel Alcide.

Après dix années d'exercice dans une profession qu'il rehausse à sa manière, après un appel à toute l'Europe, quand ses *riches* et vastes salons, comme la demeure d'un personnage consulaire de l'ancienne Rome, sont encombrés, fait-il dire, d'une clientèle opulente, princière, royale ; quand parmi tant d'appelés il a fait *numéroter* les quelques élus auxquels il daignera accorder un accès *bienveillant*, vous croiriez peut-être que, la foule écoulée, il repose enfin, et que

Comme le reste obscur des vulgaires humains,

il répare sur un chevet paisible ses forces épuisées à tant d'efforts ?

Erreur et blasphème ! Divin Guillaume affirme positivement, sans s'inquiéter de la contradiction, qu'il a de longs *loisirs* qui lui permettent d'*employer* son *prodigieux* savoir à compulser et traduire *lui-même* tous les ouvrages qui traitent de notre art, tant *Anciens* que *Modernes, Grecs et Latins des divers Siècles, Indiens, Chinois, Egyptiens, Hébreux, Gaulois, Allemands, Hollandais, Espagnols, Italiens, Danois, Irlandais, Ecossais, Suédois, Anglais, Français*, etc., etc.

Il a la science infuse et le don des langues; il est toute une académie, et vaut à lui seul tous les praticiens réunis. Bien plus, la nature obéit à sa voix; et comme le Jupiter Olympien, d'un mouvement de ses puissants sourcils, il fait trembler ses subalternes et ébranle le monde! .

Et pourtant, ô prodige inouï! quand ce dieu daigne parler par sa voix, ce qui est phénoménal, il trouve à peine quelques mots presque usités dans ses langues ou la nôtre; et il porte l'excès de la plus étonnante modestie ou du plus stupéfiant oubli, jusqu'à ne plus savoir jargonner la moindre chose de tout son impérissable monument! et sa main, exercée à de savants travaux, se refuse toujours à toute correspondance usuelle. Tant il est positif que ce héros n'a pas son pareil ici-bas!

Moins respectueux que nous pour ce Dieu de par *la Presse* et *le Globe, la Sylphide* et *l'Annonce*, que l'Angleterre ou la Hollande ont méconnu, et, dit-on, repoussé, quelques uns de nos confrères avaient pensé à le punir des abus trop criants qu'ils l'accusaient de faire et des hommes et des choses,

d'une hospitalité indulgente et paisible et surtout
de l'usurpation d'un titre respectable qu'il traînait
dans la boue..... Ils rappelaient, pour motiver
leur dessein, quelle est l'hospitalité de l'Angleterre dont il a pris un nom, pour les hommes mé-
ritants qu'elle n'a pas produits. En effet, disaient-
ils, personne n'ignore que nos sommités médicales
dont la réputation est assise sur un mérite réel et
des services incontestables qui les feraient accueillir
et honorer partout ailleurs, n'obtiendraient pas
facilement en ce pays la permission de prescrire
une tisane à une malade; qu'un médecin étranger,
eût-il sauvé la vie à un mourant désespéré, verrait
sa liberté et sa personne compromises. Ils compa-
raient cette exclusion absolue avec la conduite de
ce soi-disant Anglais à Paris, en faisant bien remarquer que ni Anglais, ni Allemands, ni Hollandais ne se laissaient prendre ici à des amorces
éventées ailleurs....

Plus révérencieux, plus timide et peut-être aussi
bien inspiré qu'eux, nous n'avons point partagé
l'avis de ces confrères. Nous nous sommes vu obligé
de leur faire comprendre, pour calmer leur petite
colère, qu'ils allaient lui faire inventer encore la
foudre-Guillaume. Jamais *quos ego* ne produisit d'effet
plus prompt sur les autans déchaînés et mutins. Ils
portent en ce moment le front repentant et humi-
lié, et se montrent aussi ardents que nous au culte
du Dieu formidable de la Fable nouvelle.

On demande sans cesse pourquoi, s'il en est
comme il le dit, de ses travaux de chaque jour pour

la foule *empressée* et *compacte* qui sollicite ardemment l'entrée de son *divin sanctuaire*, il tourmente le monde de son incessante publicité, de ses étouffantes réclames?

Ah! questionneurs importuns, vous nous contraignez, pour vous répondre, à soulever l'appareil qui couvre les plaies dont sont rongés et meurent trop souvent les Divinités de Cet Ordre.

Si, depuis dix ans qu'il inonde l'humanité de faveurs et de bienfaits réels, il lui faut encore recourir à ces moyens vulgaires et coûteux d'alimentation quotidienne, hélas! accusez-en l'ingratitude des hommes.

Ne va-t-elle pas jusqu'à prétendre aujourd'hui qu'il se trompe étrangement quand il publie que les parvis de son temple sont encombrés d'adorateurs empressés, de tribulaires surabondants. Elle soutient, dans sa noirceur, que s'il en est comme il le dit, c'est se jouer malignement des êtres souffrants que d'en appeler encore pour les bercer de l'espoir souvent déçu de l'approcher enfin. Elle affirme hardiment que ceux qui se sont laissé entraîner tour à tour à sacrifier sur son autel n'y retournent que pour se plaindre; que la grâce reçue valait bien moins que l'offrande exigée; que sa divinité vue de près s'est vite évanouie; qu'avec lui surtout... *non bis in idem*, c'est-à-dire que

> Chacun s'en souvenant, tout honteux et confus,
> Jure, mais un peu tard, qu'on ne l'y prendra plus.

Voilà, ajoute-t-on, quelques uns des mille pourquoi il lui faut chaque matin emboucher toujours la trompette, sonner des rappels et allécher par tous les moyens imaginables de nouveaux et innocents prosélites.

On rapporte que, le soir venu, quand il a parfois à compter les produits du jour, il aime à les caresser de l'œil et de la main ; et s'ils sont abondants, avant de refermer le coffre qui les retiendra captifs, il se dit alors, plein de satisfaction et de joie : Apportez, *mes bons amis*, apportez à mes talents, apportez à ma bienveillance, apportez à mon humanité!...

Puis se caressant amoureusement le menton, et après un monologue plein de charme pour lui, et où il s'exprime *in petto* toute l'estime qu'il porte à ceux qu'il a favorisés d'un bienveillant accès, il s'écrie enfin avec un ineffable bonheur :

> . . . . Je n'ai pas perdu ma... *réclame !*
> Les sots sont ici-bas pour mes menus plaisirs.

Ensuite se livrant aux inspirations de son démon familier, ou s'abandonnant au cours de ses méditations profondes pour le bien de ses semblables,

Il se *prélasse* et rêve... à ses PIPEAUX du lendemain...

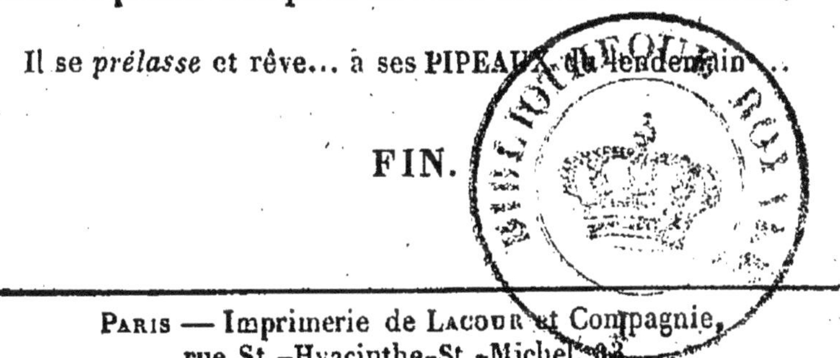

FIN.

Paris — Imprimerie de Lacour et Compagnie, rue St.-Hyacinthe-St.-Michel, 33.